AF299429

URANO-RHINOPLASTIE

PROTHÉTIQUE

COMMUNICATION FAITE A L'ACADÉMIE DE MÉDECINE

(Séance du 7 décembre 1897)

PAR

R. HEÏDÉ

Docteur-Dentiste
Professeur à l'École Dentaire de Paris

ET

Le Dr AUBEAU

Chirurgien de la Policlinique de l'Hôpital International

PARIS

LIBRAIRIE J.-B. BAILLIÈRE ET FILS

19, RUE HAUTEFEUILLE (près du boulevard Saint-Germain)

—

1898

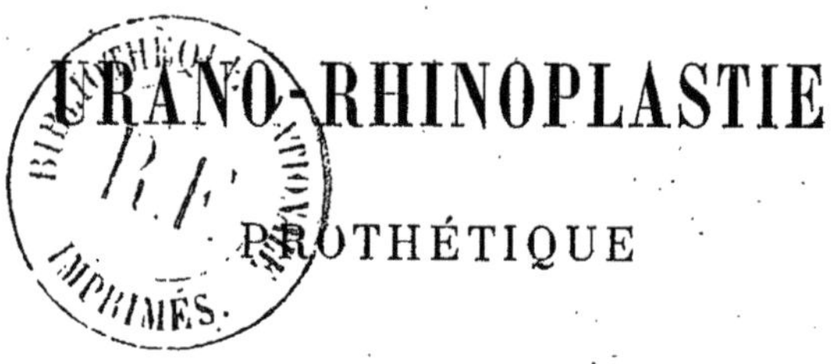

URANO-RHINOPLASTIE
PROTHÉTIQUE

DU MÊME AUTEUR :

Du traitement des divisions de la voûte palatine et du voile du palais.

Un nouveau moyen de fixer la digue. *(Odontologie.)*

L'aurification par la rotation. Exposé et démonstration de la méthode de Herbst.

Un cas de réimplantation avec nouvelle méthode de rétention de a dent réimplantée. *(Odontologie.)*

Ossification pulpaire. — Odontomes. *(Odontologie.)*

Epulis. (En collaboration avec le Dr Marié.) *(Odontologie.)*

Hémorragie consécutive à l'extraction d'une dent de lait. *(Odontologie.)*

Reconstitution des dents découronnées.

Rapport sur le service dentaire de l'Internat municipal de la ville de Paris. *(Odontologie.)*

Dents découronnées.

Granulome intra-alvéolaire. *(Odontologie.)*

Observations sur un travail à pont. *(Odontologie.)*

Contribution à l'étude du redressement à l'aide des anneaux et des bandes.

Quelques perfectionnements aux procédés du Dr Herbst.

Un cas de fistule cutanée d'origine dentaire.

Nécrose du maxillaire inférieur, d'origine dentaire.

Nouvelle méthode d'obturation des canaux des dents. (Congrès de Nancy 1896.)

Cas de reconstitution partielle prothétique du maxillaire inférieur.

Étude critique sur le travail à pont. (Rapport présenté au Congrès de Paris 1897.)

CHATEAUROUX. — Typographie et Stéréotypie A. MAJESTÉ ET L. BOUCHARDEAU.

URANO-RHINOPLASTIE

PROTHÉTIQUE

COMMUNICATION FAITE A L'ACADÉMIE DE MÉDECINE

(Séance du 7 décembre 1897)

PAR

R. HEÏDÉ

Docteur-Dentiste

Professeur à l'École Dentaire de Paris

ET

Le Dr AUBEAU

Chirurgien de la Policlinique de l'Hôpital International

PARIS

LIBRAIRIE J.-B. BAILLIÈRE ET FILS

19, RUE HAUTEFEUILLE (près du boulevard Saint-Germain)

1898

URANO-RHINOPLASTIE

PROTHÉTIQUE

Nous avons l'honneur de présenter à l'Académie de Médecine un cas d'Urano-Rhinoplastie prothétique qui nous a semblé digne de son intérêt à plusieurs points de vue :

1° La fréquence de la déformation ;

2° La nouveauté de l'appareil orthopédique ;

3° La nouveauté du mode de fixation et d'adaptation de ce dernier.

Pour éviter les redites inutiles, nous suivrons dans notre description l'ordre chronologique, c'est-à-dire que nous relaterons l'observation de la malade telle que nous l'avons rédigée en collaboration avec le Dr Aubeau, en nous étendant plus particulièrement sur les points qui nous concernent, en un mot sur la prothèse proprement dite.

Observation. — Mlle X..., confectionneuse, est âgée de 33 ans. Son père est mort diabétique à 52 ans. Sa mère, encore vivante, paraît robuste et d'une assez bonne santé.

Nous croyons utile, pour éclairer la pathogénie des lésions que nous avons eu à réparer chez Mlle X..., de nous étendre avec quelques détails sur ses antécédents héréditaires maternels et paternels.

Sa mère eut, un an après son mariage, un enfant robuste et bien constitué. Au huitième mois de sa seconde grossesse, elle contracta de son mari une maladie contagieuse qu'on lui dit être la petite vérole (Il est à remarquer que l'éruption qui se produisit au cours de cette maladie ne laissa aucune cicatrice ombiliquée, pas plus chez le mari que chez la femme).

L'enfant vint à terme, et mourut de convulsions au bout de quinze jours, après avoir présenté sur le corps une éruption semblable à celle qui s'était développée chez les parents.

La troisième grossesse ne présenta rien d'anormal, et aboutit à la naissance d'un enfant robuste qui est encore actuellement vivant et bien portant.

Une quatrième conception se termina, sans cause appréciable, par une fausse couche de 15 jours.

Enfin, le cinquième et dernier enfant fut notre malade, Mlle X.... Elle était magnifique à sa naissance, au dire de sa mère ; mais, à l'âge de sept semaines, elle fut prise d'accidents graves et divers : jaunisse, dyspnée nasale avec ronflement, éruption de boutons sur tout le corps, pneumonie double. Elle échappa à tous ces dangers, mais conserva la gêne de la respiration nasale et le ronflement.

A partir de cette époque la pyramide nasale se serait affaissée lentement et progressivement : les photographies prises à 18 mois, à 6 ans, à 14 ans, à 18 ans, nous ont permis de nous rendre compte de la physionomie de la malade à ces différents âges.

A 14 ans, au moment de la formation, en même temps que l'apparition des premières règles, se produisit rapidement une perforation du voile du palais, avec large perte de substance. A partir de ce moment, l'affaissement du nez s'accentue encore, pour prendre définitivement les caractères que nous examinerons plus loin, et la malade perdit successivement, par *carie*, toutes les dents antérieures de la mâchoire supérieure, ce qui nécessita l'application d'une pièce dentaire.

En dehors de ces accidents et des troubles fonctionnels qu'ils entraînaient, les antécédents personnels de la malade ne présentent rien qui nous paraisse digne d'être noté.

Dans les derniers temps, le chagrin provoqué chez cette infortunée malade par son infirmité et les disgrâces qu'elle lui attirait, avait fini par assombrir son caractère au point qu'elle était hantée par des idées de suicide. C'est alors que son médecin, M. le Dr E. Dubois, appela en consultation le Dr Aubeau, et lui demanda son intervention chirurgicale.

L'examen de la malade montre alors que la pyramide nasale est affaissée par suite de l'enfoncement des os propres du nez, et de la disparition complète du cartilage de la cloison. Le dos du nez semble coupé en deux moitiés par un sillon linéaire profond dirigé transversalement, mais curviligne à concavité inférieure. Ce sillon se continue de chaque côté de la pyramide nasale avec les sillons naso-jugaux dont il exagère la profondeur. Cette dépression nasale est due à la rétraction d'un tissu cicatriciel très adhérent par sa face profonde, de sorte qu'il est impossible de redresser le nez, même par des

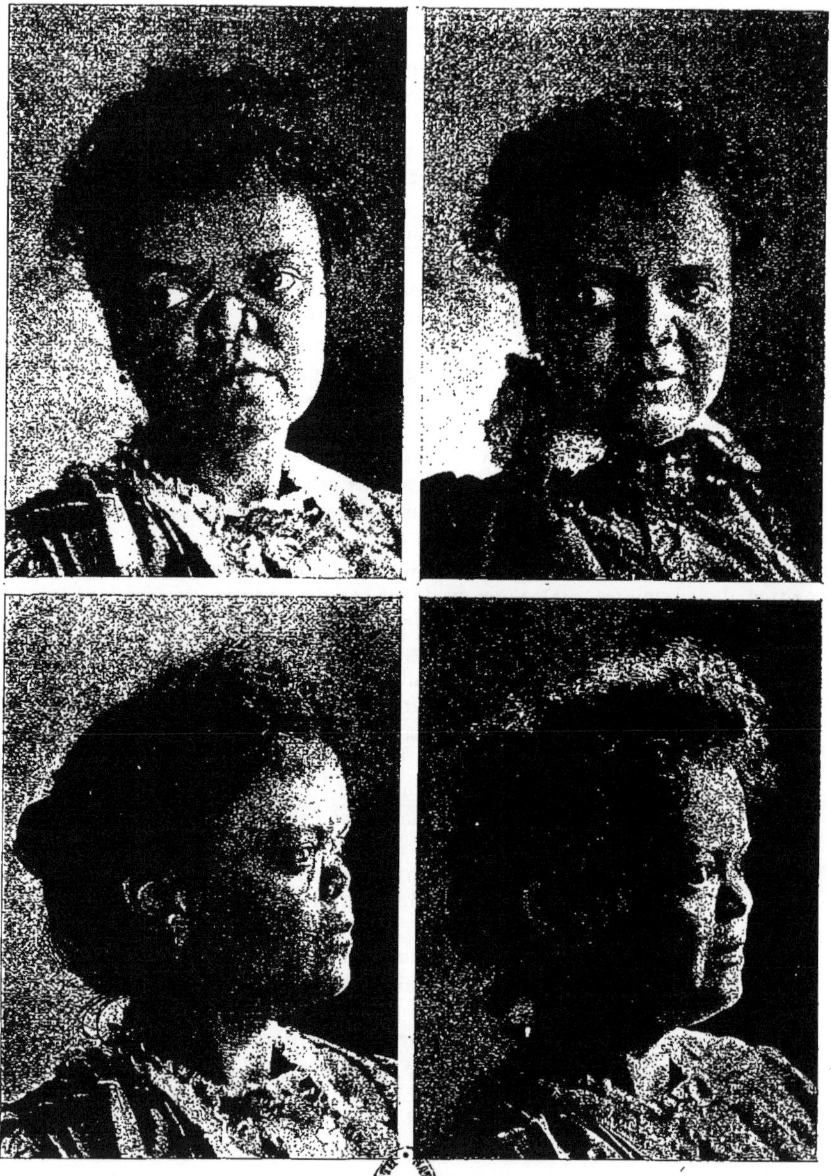

Avant l'intervention.

Après le placement de l'appareil.

tractions énergiques. Il résulte de cette disposition que le lobule médian et les orifices des narines sont relevés et dirigés en avant (nez camard).

Les photographies 1 et 3 de la planche I, ainsi que le moule en plâtre que nous avons pris de la malade avant l'opération, donneront une idée plus précise que toute description.

L'examen des fosses nasales montre que les os propres du nez sont effondrés, que le cartilage de la cloison a complètement disparu, de sorte que les fosses nasales communiquent largement entre elles dans leur partie antérieure, alors qu'elles sont séparées en arrière par le vomer, qui a été conservé. La sous-cloison est intacte.

L'examen de la cavité buccale montre que les incisives, les canines et les premières petites molaires supérieures ont disparu, ainsi que les premières grosses molaires, et qu'il ne reste que trois molaires de chaque côté. Disons, pour n'y plus revenir, que les dents de la mâchoire inférieure sont en assez bon état.

La voûte palatine est saine. Au contraire, le voile du palais est remplacé par une vaste perte de substance qui met en communication directe le pharynx avec l'arrière-cavité des fosses nasales. Il ne reste du voile membraneux que deux bandelettes étroites et minces se confondant avec les piliers du voile du palais.

Dans ces conditions, la déglutition est des plus pénibles ; ce n'est que par un véritable tour de force que la malade empêche les aliments de repasser par les fosses nasales. La phonation est des plus défectueuses, et il est très difficile de comprendre le nasonnement de la malade. La respiration elle-même se trouve entravée, du fait de ces altérations profondes des premières voies. Il existe une dyspnée habituelle qui prend les caractères de l'essoufflement dès que la malade se livre au moindre effort.

Malgré l'étendue de la perte de substance du voile du palais, malgré la minceur et l'étroitesse des bords de cette perte de substance, le Dʳ Aubeau, à la prière du médecin de la malade et de sa famille, consent, après avoir fait suivre à cette dernière une cure à l'iodure de potassium, à faire une tentative de staphylorraphie.

Le 10 février 1897, après avoir anesthésié la région à l'aide de la cocaïne, il avive les bords de la solution de continuité, et, après avoir pratiqué, à un centimètre de chacun de ces bords, une incision libératrice de la muqueuse, il passe, à l'aide du chasse-fil de Mathieu, trois fils d'argent dont il tord les chefs à l'aide du serre-nœud. Avec beaucoup de difficulté, il parvient à affronter les bords de la plaie dans les deux tiers de leur étendue, mais la tension des tissus est alors si grande que l'un des fils coupe les tissus, séance tenante, et qu'il y a peu d'espoir de conserver un résultat appréciable. En effet, les jours suivants, les deux autres fils coupent à leur tour les tissus, et il faut les enlever sans avoir obtenu d'amélioration dans l'état de la malade.

En présence de cet insuccès prévu, le Dr Aubeau nous présente la malade et nous prie de remédier au mal par l'application d'un appareil prothétique.

Nous nous trouvions en présence d'un cas un peu exceptionnel, en raison de l'étendue et de la disposition de la perte de substance. En avril 1884, nous avons eu occasion de présenter à la Société d'Odontologie un obturateur composé de deux languettes en caoutchouc mou, rendues mobiles à l'aide d'une charnière qui les réunissait au corps de la pièce dentaire. Mais la perte de substance était moins étendue que dans le cas actuel.

Chez Mlle X..., pour permettre une respiration, une déglutition et une phonation suffisamment parfaites, il fallait, en obturant complètement la perte de substance, donner au voile du palais artificiel une forme, une courbure et des dimensions telles, que l'appareil, tout en venant toucher la paroi postérieure du pharynx par son bord libre bien arrondi, n'exerçât sur cette paroi aucune pression capable de provoquer des réflexes, de la gêne ou des douleurs. Pour y parvenir, nous eûmes recours, non plus à des languettes mobiles en caoutchouc mou, mais à une pièce de caoutchouc dur faisant corps avec le reste de l'appareil, et soutenue dans sa partie médiane par un fil métallique suffisamment résistant.

L'examen de la malade vous démontrera que les différents buts ont été atteints par l'appareil ainsi construit, puisque, à l'état de veille, la colonne d'air s'échappe à son gré ou par le nez ou par la bouche. L'exactitude a même été obtenue à un tel point, que la malade nous raconte qu'au moment de s'endormir le soir, c'est-à-dire quand les mouvements et la contraction des muscles ne sont plus soumis à l'influence de la volonté, elle est réveillée par un accès de dyspnée dû au contact de la paroi pharyngienne avec l'appareil, contact tellement hermétique qu'il s'oppose à la respiration nasale.

Bien que ce petit inconvénient dénotât une bonne adaptation de l'appareil, je crus utile de remédier à cet état de choses en confectionnant un second appareil pour la nuit, que je modifiai en diminuant la longueur de la languette.

En somme, nous fûmes tellement heureux dans la construction et dans l'adaptation de notre appareil, que la malade déclara, dès le lendemain, c'est-à-dire le 13 juillet, qu'elle le supportait avec la plus grande facilité. Les heureuses modifications apportées par cette pièce prothétique à la déglutition des aliments, à l'articulation des sons et au jeu de la respiration, furent une véritable surprise pour la malade qui ne savait comment nous en exprimer sa joie.

Nous venions donc de rendre à la malade un immense service au point de vue fonctionnel ; mais la défiguration due à l'affaissement du nez n'en persistait pas moins, et tout restait à faire au point de vue de l'esthétique.

Pour remédier à la difformité, voici quel plan fut concerté entre le Dr Aubeau et nous : ce chirurgien décollerait toutes les parties molles appartenant à la pyramide nasale, dans une étendue suffisante pour les mobiliser complètement et leur donner la forme et la direction convenables. Nous imaginerions, de notre côté, un appareil prothétique formant aux parties molles mobilisées une charpente ou mieux un squelette reproduisant la forme d'une pyramide, et prenant son point d'appui, en haut, aux os propres du nez, en bas, sur l'appareil de prothèse buccale, à l'aide d'une tige pénétrant dans la bouche à la partie médiane du sillon gingivo-labial, directement en arrière de la sous-cloison. Nous appliquerions l'appareil, préalablement construit, immédiatement après l'opération.

Nous commençâmes alors à faire des recherches pour nous rendre compte de ce que nos devanciers avaient pu faire dans cet ordre d'idées. La lecture des remarquables travaux d'Ayrapaa (d'Helsingsfors) ; de Michaëls, de Goldenstein, de Delalain (de Paris) ; de Martin (de Lyon), etc., malgré la diversité des cas qu'ils relatent et malgré l'ingéniosité dont ont fait preuve ces maîtres de la prothèse, ne nous fournit aucune donnée exactement applicable à notre cas.

Réduit à nos propres ressources, et guidé par le principe que nous nous sommes imposé de ne construire que des appareils facilement démontables, nous imaginâmes un appareil d'une grande simplicité.

Description de l'appareil.

Il se compose de deux parties : une partie supérieure reliée à une partie inférieure par l'intermédiaire d'un écrou.

La partie supérieure, de forme pyramidale, est double, c'est-à-dire se compose de deux plaques triangulaires et bouterollées afin de leur donner une forme convexe. Ces deux plaques sont soudées chacune, à leur face postérieure ou concave, à un angle d'environ 30°, à une demi-tige taraudée à sa partie inférieure, de telle façon que la réunion des deux ailes adapte les deux parties hémisphériques de la tige l'une contre l'autre, et lui donne ainsi sa forme cylindrique primitive.

La partie inférieure se compose d'une tige du même diamètre que la partie supérieure, et taraudée également à sa partie supérieure. Un écrou octogonal réunit les deux parties.

Le tout est en vermeil.

La hauteur totale de l'appareil est de cinq centimètres, sur un centimètre et demi dans sa plus grande largeur.

Cette disposition de l'appareil nous permettait de l'introduire et de l'enlever sans trop de difficulté.

Cet appareil étant construit, nous prîmes rendez-vous avec le Dr Aubeau et le Dr Dubois, médecin de la malade, à la policlinique de l'Hôpital international, le 8 octobre 1897.

La malade endormie au chloroforme, le Dr Aubeau, à l'aide d'une longue rugine à bout tranchant, introduite par

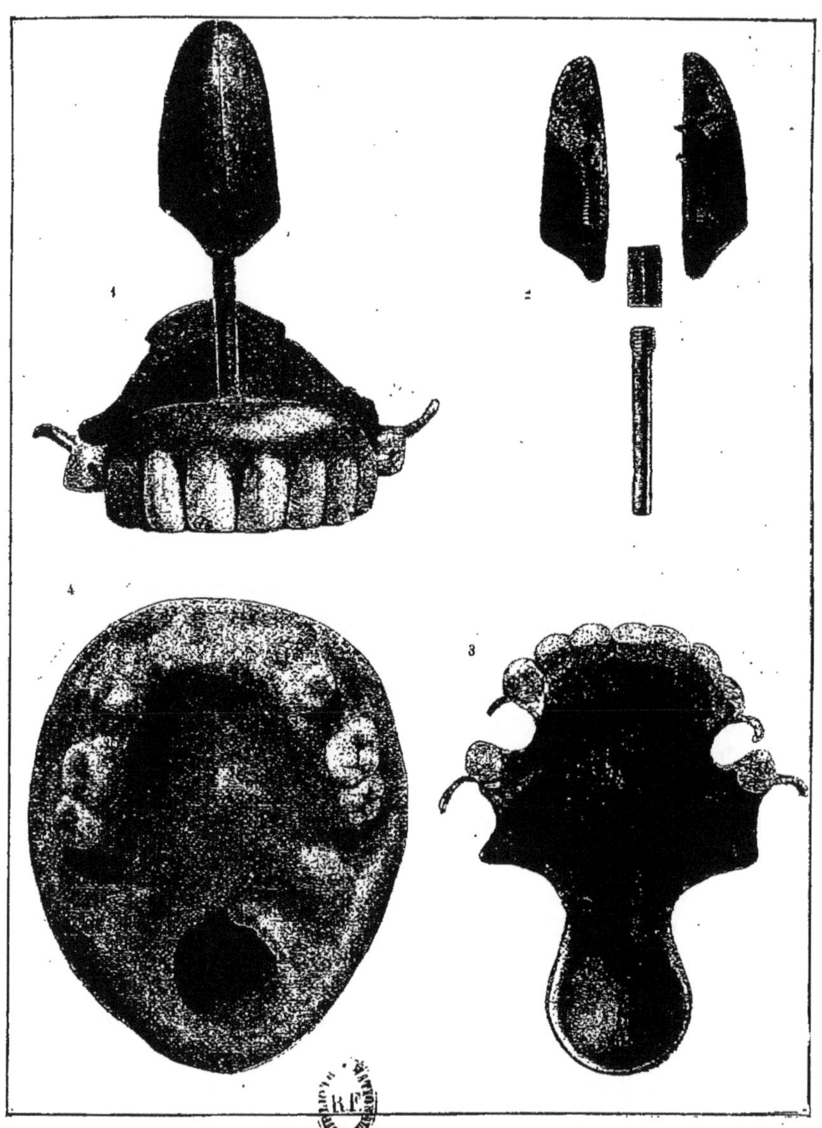

1. Appareils buccal et nasal montés. — 2. Appareil nasal démonté. — 3. Appareil buccal. —
4. Empreinte de la bouche montrant l'orifice palatin.

la narine, décolla les parties molles du nez jusque et y com-
pris le périoste, à la surface des branches montantes du
maxillaire supérieur, et des os propres du nez jusqu'à l'épine
nasale.

Ce décollement donna lieu à une hémorragie assez abon-
dante, mais dont on eut facilement raison, en faisant pen-
dant un quart d'heure une forte compression à l'aide
d'éponges montées, introduites par les narines. Ceci fait,
l'opérateur saisit les ailes du nez avec des pinces hémostati-
ques, au voisinage de leur insertion sur le lobule, et exerça
sur la pyramide nasale une traction qui lui démontra que
toutes les adhérences étaient bien détruites, que les parties
constituant la pyramide nasale étaient parfaitement mobiles
et souples, et qu'elles se mouleraient exactement sur le
squelette métallique en forme de pyramide destiné à les
soutenir. Il fit alors au fond du sillon gingivo-labial supérieur, sur la ligne médiane, à l'aide du bistouri, une incision
transversale pénétrant dans les narines en arrière de la
sous-cloison, et suffisamment large pour permettre d'introduire par la bouche, dans la cavité nasale, le squelette métallique monté sur sa tige.

Cette pièce une fois introduite, de façon à ce que son
extrémité supérieure repose sur les os propres du nez, l'extrémité inférieure de sa tige s'emboîte dans la loge préalablement ménagée dans la partie de l'appareil dentaire formant gencive, et après quelques retouches sur place, nous
avons la satisfaction de constater que le succès dépasse nos
espérances.

Après deux jours de repos à l'infirmerie, la malade re-
tourna dans sa famille en parfaite santé.

Elle porte actuellement son appareil depuis dix semaines
et n'en éprouve aucune incommodité. Vous pouvez, du
reste, juger par vous-mêmes du résultat obtenu en compa-
rant la malade au masque en plâtre et aux photographies
que nous avons prises d'elle avant l'opération.

Nous n'ignorons pas qu'il arrive assez souvent que ces
sortes d'appareils sont mal tolérés, et que leur présence

peut amener des complications imposant des modifications plus ou moins profondes. Mais nous avons acquis la preuve, que vous pouvez facilement acquérir vous-mêmes, que l'appareil jouit d'une certaine mobilité, et que, par conséquent, il n'exerce pas sur les parties molles de compression susceptible d'entraver la nutrition des tissus ou d'entretenir des phénomènes névralgiques. D'autre part, l'épaisseur des parties molles et leur résistance accrue par le travail inflammatoire antérieur, ainsi que la grande vascularité de la région, nous font espérer que l'appareil sera bien toléré. Les dix semaines qui viennent de s'écouler nous en paraissent garantes.

CHATEAUROUX. — Imprimerie et Stéréotypie A. MAJESTÉ ET L. BOUCHARDEAU.

CHATEAUROUX. — IMPRIMERIE ET STÉRÉOTYPIE A. MAJESTÉ ET L. BOUCHARDEAU.